KEINE ANGST VOR HIV

GIB DEN FAKTEN EINE CHANCE

Lars Peter Kronlob

KEINE ANGST VOR HIV

GIB DEN FAKTEN EINE CHANCE

EDITION ESOTERICK
XLV A.S.

1. Auflage September 2010

Verlag für esoterische Philosophie
E-Mail: edition@esoterick.de
Web: **www.esoterick.de**

Umschlaggestaltung und Layout: Lars Peter Kronlob
Druck und Vertrieb: Books on Demand GmbH, Norderstedt

Made in Germany

ISBN: 978-3-936830-42-2

Inhaltsverzeichnis

Einführung

Wir alle kennen die öffentliche Version: HIV wird durch Blut und ungeschützten Geschlechtsverkehr übertragen. Das Virus schwächt anschließend das Immunsystem und verursacht irgendwann den Ausbruch von sogenannten opportunistischen Erkrankungen, die das Krankheitsbild „AIDS“ ausmachen. Hauptsächlich gefährdet sind homosexuelle Männer, Drogensüchtige und Menschen mit häufig wechselnden Geschlechtspartnern, die keine Kondome benutzen. Diese Informationen werden der Bevölkerung seit vielen Jahren systematisch in verschiedenen Medien und Werbekampagnen als ganz selbstverständliche Wahrheit verkauft. Und wie bei allen Informationen, die lange genug in der Allgemeinheit verbreitet werden, hat es auch im Fall von „HIV“ und „AIDS“ dazu geführt, daß sie als Wahrheit anerkannt und nicht mehr hinterfragt werden. Wer das dennoch tut, stößt unweigerlich auf eine Unmenge an Informationen, die extrem stark von der öffentlichen Version abweichen. Diese Informationen sind der Bevölkerung zwar grundsätzlich zugänglich, sie werden jedoch von den Mainstream-Medien komplett ignoriert und unterdrückt.

Bei meinen Ausführungen ist es mir wichtig, sowohl eine verständliche Darstellung für diejenigen Leser zu erreichen, die sich mit dem Thema bislang entweder gar nicht oder nur oberflächlich beschäftigt haben, als auch medizinisch gebildeten Lesern gerecht zu werden. Ich bin zwar davon überzeugt, daß eine medizinische Ausbildung nicht notwendig ist, um die Thematik logisch nachvollziehen zu können, aber da ich die Hintergründe des Themas als ungemein wichtig erachte, halte ich es für erforderlich, an bestimmten Stellen ausführlich auf die medizinischen und wissenschaftlichen Grundlagen einzugehen.

Historischer Rückblick

Zunächst ein kurzer Rückblick. Am 23. Dezember 1971 ruft der amerikanische Präsident Richard Nixon den Krieg gegen Krebs aus („War on Cancer"), denn die amerikanische Regierung benutzt gerne die Kriegsmetapher, wenn sie verzweifelt gegen Dinge vorgeht, die sie nicht versteht oder nicht in den Griff bekommt. Zu dieser Zeit wird Dr. Robert Gallo, der bereits einige Jahre für die *National Institutes of Health* (NIH) arbeitet, im Rahmen der Expansion, welche auf Nixons *National Cancer Act* folgt, zum Leiter des neuen *Laboratory of Tu-*

mor Cell Biology am *National Cancer Institute* (NCI) ernannt, wo er fortan der Hypothese nachgeht, daß Krebs durch Retroviren verursacht werden könnte.

Etwa zur gleichen Zeit verfolgt in Frankreich Dr. Luc Montagnier die gleiche Theorie. Er hatte bereits Anfang der 1960er Jahre am *Medical Research Council* in London, England, sowie von 1963 bis 1965 am *Institute for Virology* in Glasgow, Schottland mit Viren gearbeitet und gründet 1972 die Abteilung für virale Onkologie am Pasteur-Institut in Paris, welche er als Direktor leitet.

10 Jahre später. Die Erforschung der Theorie, daß Krebs durch Viren erzeugt wird, ist in einer Sackgasse angekommen, und entsprechend werden keine Forschungsgelder mehr bewilligt. Sowohl Gallo als auch Montagnier scheitern in ihren Forschungsbestrebungen. Doch im Jahre 1981 passiert etwas, das die Aufmerksamkeit des medizinischen Establishments erregt. In Los Angeles erkranken im Zeitraum von Februar bis April 1981 fünf Männer im Alter von 29-36 Jahren an einer speziellen Art der Lungenentzündung aufgrund eines Mikropilzes, der Pneumocystis carinii pneumonia (PCP), die typischerweise nur bei immungeschwächten Personen auftritt. Die Tatsache, daß

alle fünf Männer regelmäßig die psychotrope Rauschdroge „Poppers" inhaliert haben, wird weitgehend ignoriert. Dazu später mehr.

Als viel wichtiger wird die Tatsache erachtet, daß alle fünf Männer homosexuell sind. Weil eine entsprechende Krankheitsdisposition auch zunächst nur bei homosexuellen Männern auftritt, wird die Erkrankung Ende 1981 als „GRID" bezeichnet (Gay Related Immune Deficiency = Schwulenbezogene Immunschwäche). Im Juni 1982 wird sie jedoch in „AIDS" umbenannt (Acquired Immuno Deficiency Syndrome = Erworbenes Immunschwächesyndrom), weil sie auch bei heterosexuellen Drogenbenutzern auftaucht und die Schwulengemeinschaft sich diskriminiert fühlt. Die Möglichkeit der drogeninduzierten Erkrankung wird weiterhin ignoriert, da Dr. Gallo zu dieser Zeit die Vermutung äußert, daß es sich bei der Ursache von „AIDS" um ein Retrovirus als infektiöses Agens handeln könnte. Und so springen sowohl Dr. Gallo in Amerika, als auch Dr. Montagnier in Frankreich auf diesen Zug auf, da ihre retrovirale Krebsforschung keinerlei Ergebnisse gebracht hat. Obwohl es sich bei Krebs um eine Erkrankung mit Neubildung (Neoplasie) oder Wucherung (Proliferation) von Zellen, also Zellwachstum handelt, und bei „AIDS" eine Immunschwäche durch Absterben bestimmter Zellen vermutet wird, verfolgen beide ungeachtet dieses Widerspruchs mit eifrigem Tunnelblick ihre Retrovirustheorie.

Und tatsächlich glauben Dr. Montagnier und sein Team Anfang 1983 ein Retrovirus gefunden zu haben, das die „AIDS-Erkrankung“ auslöst. Sie nennen es zunächst LAV (Lymphadenopathy-associated virus = Lymphadenopathie assoziiertes Virus), weil der Patient namens Frederic Brugiere, aus dem sie die Probe entnommen hatten, an chronischer Lymphadenopathie (Lymphknotenschwellung) litt.

Da mittlerweile immer mehr Schwule an „AIDS“ erkranken, kommt es seit Anfang 1983 zu massiven Demonstrationen und Forderungen an die Gesundheitsbehörden in Amerika. Unter dem Druck der Öffentlichkeit sieht sich die CDC (Centers for Disease Control = Seuchenschutzbehörde) gezwungen zu handeln. Am 23. April 1984 verkündet die damalige US-Gesundheitsministerin Margaret Heckler auf einer Pressekonferenz: *„Die wahrscheinliche Ursache für AIDS ist gefunden worden.”* Sie erklärt weiterhin: *„Wir hoffen, in etwa zwei Jahren einen Impfstoff zur Testung bereit zu haben.“* Als Entdekker des vermeintlich verantwortlichen Retrovirus HTLV III

(Human T-cell lymphotrophic virus = Menschliches T-Zellen lymphozytenbezogenes Virus) wird Dr. Robert Gallo vorgestellt, der seinerseits erklärt: *„Ich glaube, der Erreger, der die Krankheit verursacht, ist gefunden worden."*

Man beachte, daß Margret Heckler lediglich eine Vermutung äußert, da sie nur von der „wahrscheinlichen Ursache" spricht. Kein Wort über einen wissenschaftlichen Beweis. Auch Dr. Gallo „glaubt" nur, daß der krankheitsauslösende Erreger gefunden wurde. Etwas dürftig für einen Wissenschaftler. Am nächsten Tag steht auch in allen größeren Zeitungen, daß die Ursache von „AIDS" entdeckt worden sei. Von der „wahrscheinlichen Ursache" ist fortan keine Rede mehr.

Was erst viel später herauskam, war folgendes: In üblicher Vorgehensweise versendet Dr. Montagnier nach seiner vermuteten Virusentdeckung die Probe an verschiedene andere Labors zur Überprüfung seiner These. Auch Dr. Gallo erhält eine solche Probe, die er für seine eigenen Versuche benutzt und später als eigene Entdeckung verkauft, obwohl sich herausstellt, daß die „LAV"-Probe und die „HTLV III"-Probe identisch sind.

Beide Forscher beantragen aufgrund ihrer Ergebnisse ein Patent für einen „HIV-Antikörper-Test“, und obwohl Dr. Montagnier diesen Antrag bereits ein halbes Jahr früher als Dr. Gallo einreicht, wird Montagniers Antrag abgelehnt und Gallos Antrag nach kurzer Zeit genehmigt. Die Folge ist ein jahrelanger Rechtsstreit, der erst im März 1987 endet, als Frankreichs Präsident Jacques Chirac und US-Präsident Ronald Reagan eine Einigung auf politischer Ebene (!) erzielen: Gallos Plagiat und Wirtschaftsbetrug wird unter den Teppich gekehrt, Montagnier und Gallo werden beide zu den Entdeckern erklärt, Montagnier in Gallos Patent miteingetragen und die Patenteinnahmen geteilt. Nebenbei lenkt der langjährige Rechtsstreit von den Ungereimtheiten der „HIV-Entdeckung“ ab:

Sowohl Gallo als auch Montagnier nahmen für ihre Untersuchung nicht einfach nur das Blut von Patienten mit dem Krankheitsbild „AIDS“ und wiesen darin ein Virus nach. Nein, sie nahmen zunächst Zellkulturen, in denen sie menschliche Leukämiezellen mit T-Helferzellen vermischten und mit verschiedenen wachstumsanregenden und oxidierenden Substanzen (Typ1-Cytokin Interleukin 2 und Phytohämagglutinin (PHA), ein pflanzliches Protein zur Zellaktivierung und -wucherung, ein sog. Mitogen) stimulierten. Anschließend wurde dieses Gemisch abzentrifugiert und die herausgefilterten Eiweiße ließ man mit dem Blutserum von „AIDS“-Patienten reagieren. Die darauf stattfindende Antiköper-Reaktion, sowie das Auftreten des Enzyms Reverse Transkriptase (RT) deutete man als Nachweis für ein Retrovirus, obwohl kein Retrovirus für die Antikörper-Reaktion und die RT-Aktivität verantwortlich war, sondern die gezielte, intensive Stimulation mit den zuvor genannten Substanzen.

Reverse Transkriptase ist ein Enzym, mittels dessen, vereinfacht ausgedrückt, Informationen von einem RNA-Genom in die DNA einer Zelle überschrieben werden. Die Forscher und Entdecker des Enzyms, Howard Temin und David Baltimore, die für die Entdeckung des Enzyms RT 1975 den Nobelpreis für Medizin erhielten, hatten bereits 1972 erklärt, daß *„Reverse Transkriptase allen Zellen zueigen ist und sich nicht nur auf Retroviren beschränkt.”* Dies wird von zahlreichen anderen Forschern bestätigt: *„Die Reverse Transkriptase Aktivität (RT), die von Forschern in Überstandskulturen gefunden wurde, die behaupten, „das AIDS-Virus“ isoliert zu haben (Barré-Sinousi et al 1983; Papovic et al 1984; Gallo et al 1984; Levy et al 1984) könnte genausogut einen zellularen Ursprung haben, da dieses Enzym ubiquitär ist (Ross et al 1971; Beljanski 1972;*

Varmus 1987; Coffin et al 1997). RT ist kein spezifisches Merkmal von Retroviren, wie Montagnier, Gallo and Levys Gruppe fälschlicherweise dachten. “[1]

Bestimmung und Isolation von Retroviren

Retroviren haben bestimmte Standardcharakteristika: Sie sind exakt rund, 100-120 Nanometer im Durchmesser, besitzen einen dichten Kern und weisen Spitzen auf der Oberfläche auf (sogenannte „Spikes“); weiterhin hat man herausgefunden, daß Retroviren sich nach dem Zentrifugieren bei einem bestimmten Dichtegradient ablagern, nämlich bei exakt 1.16 gm/ml. Um nun ein Retrovirus nachzuweisen und zu isolieren, gibt es eine standardisierte Vorgehensweise: Zunächst werden die vermeintlichen Viren durch Zentrifugierung im vorgenannten Dichtegradient konzentriert. Dieses Material muß man anschließend von Fremdmaterial reinigen und eine biochemische und genetische Analyse der vermuteten viralen Partikel durchführen, um sicherzustellen, daß es sich bei den gefundenen Partikeln tatsächlich um exogene, infektiöse Retroviren handelt, und nicht nur um harmlose, endogene Retroviren oder anderes Zellmaterial, das genau so aussieht. Die gereinigten und isolierten Viren müssen hiernach unter dem Elektronenmikroskop nachgewiesen und fotografiert werden. Abschließend müssen noch biologische Tests durchgeführt werden, um zu bestätigen, daß das isolierte Retrovirus wirklich pathogen und virulent ist. Dieses Verfahren wird als Goldstandard bezeichnet, da es sich um die beste und unübertroffen effektivste und sicherste Methode handelt, ein Virus nachzuweisen.

Weder Dr. Montagnier, noch Dr. Gallo haben sich an diese Vorgehensweise gehalten, und auch niemand sonst hat es seitdem für nötig gehalten, das behauptete „HI-Virus“ zu isolieren; eine Prozedur, die für einen Biologen oder Virologen einfach und mit geringem Kostenaufwand durchführbar ist, sofern sich im verwendeten Zellmaterial tatsächlich Viren befinden.

Da „HIV“ also niemals isoliert wurde, gibt es natürlich auch keine elektronenmikroskopischen Aufnahmen des isolierten Virus. Sämtliche in Büchern und im Internet kursierenden Bilder von „purem HIV“ sind (wenn man von den am Computer entworfenen theoretischen Konstrukten absieht, die gerne als „HIV“-Modelle benutzt werden) eindeutig und unzweifelhaft als alles andere als „pures“ Material zu erkennen. Es wird systematisch ignoriert, daß sich im gleichen Dichtegradienten wie

Retroviren auch große Mengen von Zelltrümmern und zellulare Mikrovesikel (Mikrobläschen) absetzen, die ähnlich wie Retroviren aussehen können. Außerdem sind die Partikel, die man auf den vermeintlichen „HIV-Fotos" sieht, nicht gleich groß, nicht exakt rund und weisen in der Regel eine Größe auf, die nicht mit der charakteristischen Größe von Retroviren übereinstimmt. Auf vielen Fotos sieht man zudem Partikel, die sich gerade aus einer Zelle lösen; ein Vorgang, der unter verschiedenen Umständen auch bei nicht von Retroviren infizierten Zellen auftritt und die vorgenannten Mikrovesikel zeigt. Dieser Vorgang nennt sich „Budding" (Knospung) und hat für sich genommen rein gar nichts mit dem Nachweis von Retroviren zu tun, da er nicht spezifisch charakteristisch für Retroviren ist.

Auch wenn die medizinische Literatur einem beständigem Mantra gleich von „Isolation" von „HIV" spricht[2], so wird diese Behauptung auch durch hunderttausendmaliges Wiederholen nicht wahr. Sie ist und bleibt eine Lüge. Und dennoch wird uns exakt das als Entdeckung von „HIV" verkauft. Diejenigen Forscher, welche diese Vorgehensweise als unwissenschaftlich und unzureichend für die Behauptung einer Isolation bezeichnen und statt dessen die Virusisolation nach dem Goldstandard fordern, werden ignoriert oder mit unlogischen und unwissenschaftlichen Statements abgefertigt. So heißt es in einer Stellungnahme des Robert-Koch-Instituts zur Forderung der Virusisolation: *„... solange die Isolierung nach diesem sog. Goldstandard nicht erfolgt ist, wird diese Bedingung zur „Conditio sine qua non“* [unerläßliche, notwendige Bedingung, Anm.d. Verf.] *erhoben und somit eine wissenschaftlich nicht zu rechtfertigende Meßlatte gelegt“*[3]. Das muß man sich auf der Zunge zergehen lassen. Hier wird von der zentralen Einrichtung der Krankheitsüberwachung und der biomedizinischen Forschung in Deutschland postuliert, daß fundierte wissenschaftliche Beweise doch etwas viel verlangt sind!

Auch der Deutsche Bundestag und das Bundesgesundheitsministerium scheinen diese Einstellung zu teilen. Auf seine Petition (Pet 2-14-15-212-026084) hin, erhielt der deutsche Biologe Dr. Stefan Lanka (Autor von *AIDS ist das Verbrechen*) vom Deutschen Bundestag folgende Antwort und Begründung für die Einstellung des Petitionsverfahrens: *„Die Einwände des Petenten basieren auf einer Mindermeinung, in der argumentiert wird, daß HIV in Zellkulturen keine Viren darstelle, sondern virusähnliche Eiweißpartikel, die in Laborzellinien vorkommen können. Nach Auskunft des Bundesministeriums für Gesundheit (BMG) ist der direkte elektronenmikroskopische*

Nachweis von HIV in Plasma oder Serum von Patienten nicht erfolgt. Dies hat technische Gründe, da die Darstellung von Viren am Elektronenmikroskop relativ hohe Partikelkonzentrationen voraussetzen. Im Plasma oder Serum von Patienten werden so hohe Konzentrationen höchstens in der sog. Burst-Phase der Primärinfektion oder im fortgeschrittenen AIDS-Stadium erreicht. Ein solcher Nachweis würde daher eine enge Kooperation von aufmerksamen Kliniken und Virologen voraussetzen. Da die Fragestellung (Direktnachweis in Plasmen oder Serum) außer für den Petenten keine wissenschaftliche Relevanz hat, gibt es keine intensiven Bemühungen in dieser Richtung. Die herrschende Meinung in der Medizinwissenschaft geht davon aus, daß es sich um eine Infektionskrankheit handelt.“[4]

Aha. Wissenschaftliche Fakten haben also keine Relevanz und werden in der Medizin heutzutage offenbar aufgrund der Meinung der Mehrheit festgelegt. Ich teile Dr. Lankas Reaktion auf diese Begründung: *„Es ist unglaublich! Man greift sich an den Kopf! Wir werden ganz offensichtlich ‚verarscht‘ und die Wenigsten scheinen es zu merken!“*[5]

Dr. Montagnier, der in einem Interview im Jahre 1997 bestätigt, daß kein Virus isoliert wurde[6], erhält dafür dennoch rückwirkend im Jahre 2008 den Nobelpreis für Medizin. Es ist schon bezeichnend für das medizinische Establishment, wenn ein Nobelpreis für eine Nichtentdeckung verliehen wird. Björn Vennstroem, Mitglied der Nobelpreisjury, zeigt mit seiner Aussage: *„Wir hoffen, daß damit diejenigen, die Verschwörertheorien verbreiten und ihre Zweifel an wissenschaftlich nicht haltbaren Argumenten festmachen, endgültig verstummen."*, daß es sich hier um eine eindeutig politische Entscheidung gehandelt hat, die nichts mit medizinischen oder biologischen Fakten zu tun hat.

Die sogenannten „HIV-Tests"

Es existieren zwei sogenannte „HIV-Tests": ELISA (Enzyme-linked Immunosorbant Assay = Enzymgekoppelter Immunabsorptionstest), der auch als „Suchtest", und Westernblot (Immunoblot), der auch als „Bestätigungstest" bezeichnet wird.

ELISA testet das generelle Vorhandensein von bestimmten „Antikörpern" (Glykoproteinen), während beim Westernblot-

Test diese 10 Proteine separat getestet werden. Diese Proteine bzw. eine bestimmte Kombination von Proteinen werden als spezifische „HIV-Proteine“ angenommen oder behauptet, wohingegen kein Beweis für diese Behauptung existiert, weil es keinen Goldstandard gibt, an dem man sich orientieren könnte. Wie sollte man auch wissen, ob ein „Antikörper“ spezifisch ist, wenn man den „Körper“, also das „HIV“, nie isoliert und analysiert hat?

Dr. Eleni Papadopulos-Eleopulos faßt die grundlegende Problematik der nicht erfolgten Isolation und der daraus resultierenden Unmöglichkeit zusammen, einen genauen und spezifischen Antikörpertest zu definieren: *„Für die Isolation eines Retrovirus ist die Phase der Reinigung obligat. Man kann Retroviren nicht isolieren, ohne sie zu reinigen. Per definitionem bedeutet Isolation „einzeln oder alleine plazieren“ (Concise Oxford Dictionary) und reinigen bedeutet „von fremden Elementen reinigen“ (Concise Oxford Dictionary). Wenn also die Verunreinigungen nicht aus der Umgebung der „HIV”-Partikel entfernt werden (das bedeutet, das „HIV” zu reinigen), sind die „HIV”-Partikel nicht isoliert. (...)*

Wir stimmen zu, daß man kein reines Material benötigt, um einen Retrovirus zu übertragen. Um jedoch überhaupt etwas zu übertragen, muß man zuerst wissen, was man überträgt, das heißt man muß den Beweis für seine Existenz haben. Für Retroviren kann ein solcher Beweis nur erlangt werden, indem man die Partikel isoliert (reinigt), ihre physischen und chemischen Eigenschaften bestimmt, und außerdem beweist, daß sie infektiös sind. (...)

Wir stimmen zu, daß „Analyse der Proteine des Virus Vermehrung und Reinigung erfordert." Es ist notwendig, dies zu tun. In dieser Hinsicht haben sie [Montagnier at al., Anm.d.Verf.] *nicht nur teilweise versagt, sondern völlig versagt. Wenn die „Analyse der Proteine des Virus Vermehrung und Reinigung erfordert", so ist dies auch für die Analyse der „Nukleinsäuren, das Klonen, etc." der Fall. Wenn es mißlingt, das Virus zu reinigen, dann mißlingt es auch (...) die viralen Antigene zu charakterisieren und einen Goldstandard für die Antigen-Antikörper Reaktion zu erlangen, das bedeutet man kann keine Antikörpertests benutzen, um eine Infektion mit dem Retrovirus zu bestimmen; (...)"*[7]

Tabelle 1

„Factors Known to Cause False Positive HIV Antibody Test Results"
Christine Johnson, *Continuum* Sept./Oct. 1996

- Antikörper gegen Kohlenhydrate
- natürlich auftretende Antikörper
- passive Immunisierung mit Antikörpern: Gammaglobuline oder Immunglobuline als Prophylaxe gegen Infektion
- Lepra
- Tuberkulose
- Mycobacterium avium
- systemischer Lupus Erythematodes
- Nierenversagen
- Hämodialyse nach Nierenversagen
- Alpha-Interferon-Therapie bei Hämodialysepatienten
- Grippe
- Grippe-Impfung
- Herpes Simplex Typ I
- Herpes Simplex Typ II
- Infekte der oberen Atemwege
- kürzliche Viruserkrankung oder Kontakt mit viralen Impfstoffen
- Schwangerschaft
- Malaria
- hohe Anzahl von zirkulierenden Immunkomplexen Hypergammaglobulinämie (hohe Anzahl von Antikörpern)
- falsch positives Ergebnis bei anderen Tests, einschließlich RPR-Test (rapid plasma reagent) für Syphilis
- Rheumatische Arthritis
- Hepatitis-B-Impfung
- Tetanus-Impfung
- Organtransplantation
- Nierentransplantation
- antilympozytäre Antikörper
- Antikörper gegen Kollagene (wurden bei schwulen Männern, Blutern, Afrikanern beiderlei Geschlechts und Leprakranken gefunden)
- positiver Rheumafaktor, antinukleare Antikörper (sowohl bei rheumatischer Arthritis als auch anderen Autoimmunerkrankungen gefunden)
- Autoimmuerkrankungen: Systemischer Lupus Erythematodes, Sklerodermie, CTD (chronisch-entzündliche Bindegewebserkrankung,
- Dermatomyositis
- akute virale Infektionen, virale DNA-Infektionen
- maligne Neoplasmen
- alkoholinduzierte Hepatitis / Lebererkrankung
- Primäre sklerosierende Cholangitis
- Hepatitis
- Antiphospholipid-Syndrom (APS), „Zähes-Blut-Syndrom" (bei Afrikanern)
- Antikörper mit hoher Affinität für Polystyrol (in Prüfkoffern benutzt)
- Bluttransfusionen
- multiple Myelome
- HLA-Antikörper (gegen Klasse I and II leukozytäre Antigene)
- SMA-Antikörper
- Antikörper gegen Parietalzellen
- Anti-Hepatitis A IgM-Antikörper
- Anti-Hepatitis B IgM-Antikörper
- Applikation von humanen Immunoglobulin-Präparaten, die vor 1985 gesammelt wurden
- Hämophilie (Bluterkrankheit)
- maligne hämatologische Störungen (Lymphome)
- Primär biliäre Zirrhose / Primär biliäre Cholangitis (PBC)
- Stevens-Johnson-Syndrom
- Q-Fieber mit begleitender Hepatitis
- wärmebehandelte Proben
- lipämisches Serum (Blut mit hoher Konzentration von Fett oder Lipiden)
- hämolysiertes Serum (Blut, in dem Hämoglobin von den roten Blutkörperchen getrennt ist)
- Hyperbilirubinämie
- Globuline, die während polyklonaler Gammopathie produziert werden (die in AIDS-Risikogruppen beobachtet wurden)
- gesunde Individuen aufgrund schlecht gedeuteter Kreuzreaktionen
- normale menschliche Ribonukleoproteine
- andere Retroviren
- Anti-mitochondriale Antikörper
- Anti-nukleare Antikörper
- Anti-microsomale Antikörper
- Antikörper gegen T-Zell Leukozyten
- Proteine auf dem Filterpapier
- Epstein-Barr-Virus
- Viszerale Leishmaniase (Schwarzes Fieber)
- rezeptiver Analsex

Es gibt ungefähr 70 Krankheiten oder Dispositionen, bei denen die gleichen Proteine nachgewiesen werden können, von denen man behauptet, sie seien spezifisch für „HIV", also ein falsch-positives Resultat liefern. Im Grunde genommen ist jedoch jedes Testergebnis falsch-positiv, weil es ohne Eichung an einem mittels Goldstandard isolierten Virus kein korrekt positives Resultat geben kann. Die in Tabelle 1 aufgelisteten Dispositionen sind ein klarer Indikator dafür, daß ein positives Resultat beim „HIV-Test" durch eine starke oder chronische Antigenstimulation hervorgerufen wird (wie ja schon Dr. Gallos zuvor beschriebene „Nachweismethode" zeigt, bei der das gleiche Prinzip angewendet wurde), anstatt einer hypothetischen Infektion mit einem exogenen Retrovirus. Antigene sind körperfremde Stoffe oder Substanzen, die einen ANTIkörper GENErierenden Effekt haben, z.B. Mikroorganismen (Bakterien, Viren, etc.), Eiweiße (Proteine), aber auch Drogen. Es ist daher eine logische Schlußfolgerung, daß nicht die Infektion mit einem hypothetischen Virus namens „HIV" eine Immunschwäche verursacht, sondern zahlreiche Faktoren, die eine Reaktion des Immunsystems auslösen, einen positiven „HIV-Test" erzeugen.

Sowohl der ELISA, als auch der Westernblot sind in höchstem Maße unspezifisch, weshalb ein positiver „HIV"-Test lediglich aussagt, daß bei der getesteten Person irgendwann in der Vergangenheit eine immunologische Reaktion erfolgt ist, woraufhin bestimmte Antikörper gebildet wurden.

Tatsächlich haben auch alle gesunden Menschen die im ELISA- und Westernblot-Test geprüften Proteine im Blut. Damit aber der Test nicht bei allen Menschen positiv ausfällt, wurde einfach die Sensibilität (durch bis zu 400fache Verdünnung des Serums) stark herabgesetzt, wodurch klar wird, daß der Test eigentlich nicht auf „Antikörper", sondern auf die Konzentration von bestimmten Proteinen testet.[8] Das Problem bei der Sache ist der Grenzwert. Ab welcher Konzentration kann man davon sprechen, daß jemand „positiv" ist? Das ist, als ob man festlegen würde, daß ein Mensch mit 0,49 Promille Alkohol im Blut „nüchtern" ist, und ein anderer bei 0,51 Promille Alkohol im Blut „betrunken" ist. Die Festlegung einer solchen Grenze ist beim Beurteilen der Fahrtüchtigkeit vielleicht möglich, aber bei einer medizinisch dualen Einteilung in „positiv" und „negativ" ist dieses Vorgehen der Gipfel der Willkür. Dies wird auch von der CDC offiziell bestätigt: *„Den Grenzwert festzulegen, um ein positives Testergebnis von einem negativen abzugrenzen, ist ziemlich willkürlich."* [9]

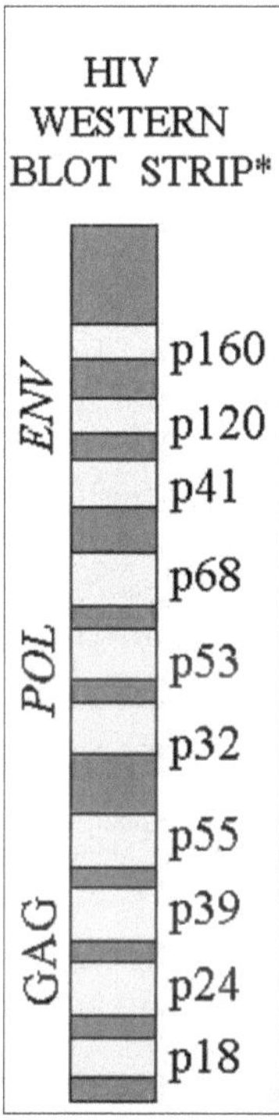

AFR	AUS	FDA	RCX	CDC 1	CDC 2	CON	GER	UK	FRA	MAC
ANY 2	ANY 1	ANY 1	ANY 1	p160/ p120 AND p41	p160/ p120 OR p41	p160/ p120 OR p41	ANY 1	ANY 1	ALL 3	3 WEAK BANDS OR ANY STRONG BAND
	ANY 3 *GAG* OR *POL*	p32 AND p24	ANY 1 AND ANY 1		AND p24	p32 OR p24	ANY 1 *GAG* OR *POL*	p32 AND p24	ANY 1 OR ANY 1	

Der Willkür nicht genug, muß der Test zusätzlich interpretiert werden. Ob jemand „positiv“ oder „negativ“ ist, variiert nicht nur von Land zu Land (siehe Abbildung oben), sondern sogar von Labor zu Labor (!). So kann beispielsweise jemand in einem Land „HIV-positiv“ getestet werden, sich dann in ein Flugzeug setzen und in ein anderes Land fliegen, wo er aufgrund des gleichen Tests „HIV-negativ“ wäre. Das ist auch der Grund für die folgenden Hinweise in den Packungsbeilagen von sogenannten „HIV-Antikörpertests“. In einem ELISA-Test der Firma Abbott heißt es: *„Zur Zeit gibt es keinen anerkannten Standard, um die Präsenz und Abwesenheit von HIV-1-Antikörpern in menschlichem Blut festzustellen."* Und in der Packungsbeilage eines Westernblot-Test: *„Von einer Probe, die sowohl beim ELISA-Test, als auch beim Westernblot reaktiv ist, wird angenommen, daß sie positiv auf Antikörper gegen HIV ist und eine Infektion mit diesem Virus anzeigt."*

Die seit einiger Zeit erhältlichen „HIV-Schnelltest-Kits" sind allesamt an vorliegenden „positiven" Proben geeicht, die mit dem Standardverfahren ELISA und Westernblot als „positiv" gemessen wurden. Das ist, als ob ein Glaser mit einem Sprung in seiner Brille alle Glasscheiben austauscht, die er sieht, weil er ständig seine kaputte Brille als Maßstab verwendet. In beiden Fällen ist bereits der zugrundeliegende Maßstab fehlerhaft, also wird das Ergebnis stets ebenso fehlerhaft sein.

Ein kleiner Abstecher in die Infektionslehre: Der Nachweis von Antikörpern bedeutet, daß man irgendwann in der Vergangenheit eine Infektion hatte und daraufhin diese Antikörper gebildet wurden. Antikörper sind ein Indikator für Immunität. Bei der aktiven Immunisierung (Impfung) nutzt man genau dieses Prinzip aus, indem man dem Organismus durch die Gabe von abgeschwächten oder unschädlich gemachten Antigenen (abgetötete oder avirulente Bakterien oder Viren) zur Bildung von Antikörpern veranlaßt. Das Ergebnis ist auch in diesem Fall Immunität. Bei der HIV-AIDS-Hypothese werden die Grundlagen der Infektionslehre völlig auf den Kopf gestellt. In diesem Fall soll das alles auf einmal genau entgegengesetzt sein. Der Biochemiker Dr. David Rasnick faßt die Unlogik zusammen: *„Niemand kann ein freies, infektiöses HI-Virus in einem Menschen finden. Deshalb müssen sie darauf ausweichen, nach Antikörpern gegen HIV in einer Person zu suchen. Das ist einer der größten Fehler in der HIV-Hypothese. Diese Antikörper sind ein Zeichen für Immunität. Du solltest glücklich sein, daß du Antikörper hast. Es bedeutet, daß du nun immun bist. Und dennoch, bei AIDS, nimmt man Antikörper als Anzeichen oder Indikator für AIDS und künftigen Tod. Das ergibt für mich keinen Sinn."*[10] Für mich auch nicht.

Polymerase Chain Reaction (PCR)

Polymerase Chain Reaction (Polymerase Kettenreaktion) oder PCR ist ein Multiplikations- oder Vermehrungsverfahren für Zellmaterial. Mit diesem Test kann man jeden Menschen beliebig „HIV-positiv“ testen, weil mit diesem Verfahren nur Fragmente von RNA vermehrt werden, von der man annimmt, daß sie Teil des HIV-Genoms ist, ohne das Virus jemals direkt nachgewiesen zu haben und das eigentliche Genom zu kennen! So heißt es in der Packungsbeilage des AMPLICOR HIV-1 MONITOR-Tests der Firma Roche: *„Das Standardprotokoll für HIV Viruslast definiert eine Blutprobe als negativ, falls weniger als 400 Kopien von HIV RNA gefunden werden. Ebenso definiert das ultrasensitive Protokoll für HIV Viruslast eine Blutprobe als negativ, falls weniger als 50 Kopien von HIV RNA gefunden werden.“* Es wird also einfach vom Nachweis definitiv unspezifischer Gensequenzen auf das Vorhandensein eines spezifischen Virus geschlossen. Dr. Kary Mullis, der die PCR-Methode erfunden und dafür 1993 den Nobelpreis für Chemie erhielt, hat deutlich klargestellt, daß das Verfahren nicht für den Nachweis von „HIV“ geeignet ist, was jedoch in der Praxis ignoriert wird, obwohl selbst die Herstellerfirma Roche folgende Warnung in der Packungsbeilage des Tests aufführt: *„Der AMPLICOR HIV-1 MONITOR Test (...) ist nicht dazu gedacht, als Suchtest oder als diagnostischer Test für HIV genutzt zu werden, um das Vorhandensein einer HIV-Infektion zu bestätigen.“*

Das allein ist völlig unwissenschaftlich, wird aber in seiner morbiden Lächerlichkeit noch übertroffen, da man bei diesem Verfahren von einer Bestimmung der „Viruslast“ spricht, ohne dieses Virus jemals gesehen, fotografiert, isoliert oder genetisch bestimmt zu haben. Es wird argumentiert, daß ein Nachweis aus verschiedenen Gründen schwierig ist, aber da ein angeblich „HIV-positiver“ Patient *„leicht 50.000 Kopien/ml oder auch deutlich mehr aufweisen [kann]“*[11], dürfte es eigentlich eine leichte Übung sein, dieses Virus im menschlichen Körper gemäß dem Goldstandard direkt nachzuweisen.

Korrelation und Kausalität

Die HIV-AIDS-Hypothese basiert auf der Fehlinterpretation einer Korrelation zwischen bestimmten Symptomen oder Krankheiten und einem positiven unspezifischen Antikörpertest. Es ist jedoch auffällig, daß der „HIV-Test“ nicht bei jedem sogenannten „AIDS-Kranken“ positiv ist, und der Großteil der Menschen, die „HIV-positiv“ sind, niemals „AIDS“ entwickelt. Doch auch bei einem hohen Grad an Korrelation ist es immer noch unzulässig, diese als Kausalität zu interpretieren. Das heißt, selbst wenn es gelänge, ein Retrovirus namens „HIV“

nachzuweisen, würde das immer noch nicht bedeuten, daß es die Ursache für „AIDS“ ist. Im Jahre 1990 gestand selbst Dr. Montagnier auf der Internationalen AIDS-Konferenz in San Francisco ein: „HIV könnte harmlos sein.“

Dr. Hans-Walter Leonhard formuliert daher völlig zutreffend in seinem Artikel „Alles nur ein Irrtum?“: *„Aus diesen Gründen halte ich die Frage: ‚Ist AIDS wirklich eine Infektionskrankheit?‘ für die zentrale und entscheidende Frage in der Auseinandersetzung mit der Lehrmeinung über AIDS, nicht etwa die Frage nach der Gültigkeit von HIV-Nachweisen.“*[12]

Um die Infektiosität eines Erregers nachweisen, gibt es in der Medizin ein Standardverfahren, welches auf vier Schritten beruht, den sogenannten Koch'schen Postulaten:

1. Der Organismus muß in allen Krankheitsfällen nachgewiesen werden.
2. Der Organismus muß vom infizierten Wirt isoliert werden und in Reinkultur vermehrt werden.
3. Der Organismus muß die gleiche Krankheit hervorrufen, wenn er einem neuen, gesunden Wirt injiziert wird.
4. Der Organismus muß sich im neu infizierten Wirt vermehren.

Das Argument, Kochs Postulate seien überholt, weil sie aufgestellt wurden, als man noch nichts über Viren wußte, ist irrelevant. Jeder exogene Erreger – ob Bakterium oder Virus – muß die Postulate erfüllen, weil es sich sonst per definitionem nicht um einen exogenen, infektiösen Organismus handeln kann. So haben sich auch sämtliche Krankheiten, auf welche die Koch'schen Postulate nicht zutrafen, bei genauerer Untersuchung als nicht-infektiöse Krankheiten erwiesen, wie Skorbut, Beri-Beri, Pelegra, SMON oder Scrapies. Das medizinische Establishment schreibt jedoch jede neue Erkrankung stets gerne einem Bakterium und in neuerer Zeit einem Virus zu, und ignoriert daher andere Möglichkeiten nur zu leicht, weshalb es oft einige Jahre oder sogar Jahrzehnte dauerte, bevor die Hypothese eines exogenen Erregers als Ursache für eine Krankheit fallengelassen wurde, weil die Fakten einfach nicht mehr ausreichten, um sie zu stützen, wie bei der Hypothese, daß Krebs durch Retroviren verursacht würde. Ebenso erfüllt auch das ominöse „HIV" keines der Koch'schen Postulate.

Epidemiologie

Es ist auffällig, daß die „AIDS"-Erkrankung ihre ursprünglichen Risikogruppen nicht verlassen hat. Nach wie vor sind fast ausschließlich Homosexuelle und Drogenbenutzer betroffen, wobei eine starke Überschneidung beider Gruppen zu erwähnen ist. Frauen sind in Deutschland nur zu ca. 20% von „AIDS" betroffen (RKI 2008), und das auch nur, weil Gebärmutterhalskrebs 1993 zu einer „AIDS"-definierenden Erkrankung ernannt worden ist (!).

Ärzte, medizinisches Personal und Prostituierte, die eigentlich eine extreme Risikogruppe bei der Übertragung einer Infektionskrankheit ausmachen sollten, sind so gut wie gar nicht betroffen.

Es gibt zahlreiche Studien, die eindeutig belegen, daß der Status „HIV-positiv" nicht durch Geschlechtsverkehr übertragen wird. Die bekannteste ist die sogenannte Padian-Studie, bei der über einen Zeitraum von zehn Jahren insgesamt 442 Paare untersucht wurden. Die Leiterin der Studie, Dr. Nancy Padian, stellt abschließend fest: *„Wir beobachteten keine Serokonversion* [Antikörperbildung, Anm.d.Verf.] *nach dem Eintritt in die Studie."*[13] Weitere Studien, die zum gleichen Ergebnis kommen sind Peterman et al.[14], van der Ende et al.[15], Varghese et al.[16], sowie eine europäische Studiengruppe.[17]

In Deutschland starben im Jahr 2007 exakt 461 Personen an „AIDS“ (was auch immer die eigentliche Todesursache war) (Statistisches Bundesamt 2008). Zum Vergleich: Die Todesrate bei Suizid lag für 2007 bei 9402 Personen und die Todesrate bei Stürzen lag bei 7728 Personen.

Es ist eine wissenschaftliche Tatsache, daß wenn sich eine Erkrankung nicht auf andere Gruppen und schließlich auf die gesamte Bevölkerung ausbreitet, ihre Ursachen nicht infektiöser Natur sind. Alle epidemiologischen Faktoren und Untersuchungen deuten daraufhin, daß „AIDS“ keine durch ein Virus verursachte Infektionskrankheit ist.

Woran erkranken und sterben die Leute?

Hier müssen wir differenzieren, denn woran an „AIDS-Kranker“ stirbt, hängt davon ab, wie er lebt, wo er wohnt und ob er bzw. wie er behandelt wird: In Europa und Amerika sind es entweder die Auswirkungen eines langfristigen selbstzerstörerischen Lebensstils, oder die Behandlung mit antiretroviraler Medikation, kombiniert mit dem nicht zu unterschätzenden Faktor, den die Angst des Patienten spielt. Ich werde bei meinen Ausführungen auf beide Möglichkeiten noch genauer eingehen.

In Afrika liegt der Fall wieder ganz anders, wie ich im entsprechenden Abschnitt weiter unten darlegen werde, weshalb „AIDS in Afrika" separat abgehandelt wird.

Tabelle 2
AIDS-Indikatorkrankheiten laut CDC-Definition

- Pilzbefall von Speiseröhre, Luftröhre, Bronchien oder Lungen
- Cryptococcose außerhalb der Lungen
- Cryptosporidiosis mit Durchfall länger als 1 Monat
- Cytomegalieviruserkankung (CMV) eines Organs außer Leber, Milz oder Lymphknoten
- Herpes simplex mit Schleimhautgeschwür für länger als 1 Monat; oder Bronchitis, Pneumonitis oder Ösophagitis
- Kaposi-Sarkom
- Primäres Gehirnlymphom
- Lymphoide interstitielle Pneumonie und/oder Pulmonale lymphoide Hyperplasie (LIP/PLH-Komplex)
- Mycobakterium avium Complex (MAC) oder Infektion mit Mycobakterium kansasii, gestreut
- Pneumocystis carinii Pneumonie (PCP)
- Progressive multifokale Leukoenzephalopathie
- Toxoplasmose des Gehirns
- Multiple oder wiederkehrende bakterielle Infektionen der folgenden Arten: Sepsis, Pneumonie, Meningitis, Knochen- oder Gelenksinfektion, oder Abszeß eines inneren Organs oder Körperhöhle (außer Otitis media oder oberflächliche Haut- oder Schleimhautabszesse), verursacht durch Haemophilus, Streptokokkus, Pneumokokkus oder anderen eiterbildenden Bakterien (in jeder Kombination von mindestens 2 innerhalb von 2 Jahren)
- Kokzidioidomykose, gestreut
- HIV-Enzephalopathie
- Histoplasmose, gestreut
- Isosporiasis mit Durchfall länger als 1 Monat
- Immunoblastisches Sarkom
- Burkitt- oder Non-Burkitt-Lymphom
- Tuberkulose
- andere Infektionen durch Mycobakterien, gestreut
- wiederkehrende Salmonellen-Sepsis
- Wasting-Syndrom
- Zervixkarzinom

Alle Krankheiten, die bei „HIV-Positiven" als „AIDS" zusammengefaßt werden, sind bekannt und können behandelt werden. Bei „HIV-negativen" Personen werden sie auch unter ihrem Namen genannt und als solche behandelt. Wenn jemand eine der Krankheiten hat, die laut CDC als „Indikator-Krankheiten" gelten (siehe Tabelle 2), und außerdem einen positiven „HIV-Test" hat, dann hat er „AIDS". Dahinter steckt die unsinnige Logik, daß alle Symptome, die „HIV-Positive" haben, grundsätzlich durch „HIV" verursacht werden. „AIDS" ist jedoch keine Krankheit und niemand ist je an „AIDS" gestorben. „AIDS" ist ein willkürliches Konstrukt aus verschiedenen Symptomen und Krankheiten, die von Land zu Land variieren und sich mit der Zeit ändern. 1993 wurde die CDC-Definition von „AIDS" um einen entscheidenden, aber unsinnigen Faktor erweitert: Seitdem gilt man als „AIDS"-Patient bei einem „HIV-positiv"-Status und einer Anzahl von weniger als 200 CD4-Zellen, wodurch sich die Anzahl der „AIDS-Kranken" drastisch erhöhte, obwohl dies fast ausschließlich Leute betraf, die in keiner Weise krank waren, weil eine kurzzeitig verminderte CD4-Anzahl verschiedene Ursachen haben kann und eigentlich nichts aussagt.

Die Lifestyle-Hypothese

Bereits Anfang der 80er Jahre wurde die sogenannte „Lifestyle-Hypothese“ erforscht, aber nach der Pressekonferenz im Jahre 1984, durch welche die Virus-Hypothese quasi offiziell abgesegnet wurde, gab es von Seiten der Gesundheitsbehörden kaum noch Interesse an der Erforschung anderer möglicher Ursachen. Und obwohl Forschungsgelder seitdem nur noch bewilligt wurden, wenn es um die Bestätigung der Virus-Hypothese ging, so gab es dennoch eine Reihe von Forschern, welche die Virus-Hypothese anzweifelten und weiterhin nach anderen Gründen suchten. Die Öffentlichkeit bekam davon nichts mit, und selbst Mediziner wissen in den meisten Fällen nichts darüber, da die offizielle Version des medizinischen Establishments fortan die Virus-Hypothese als einzige Wahrheit anerkannte und proklamierte.

Die Lifestyle-Hypothese besagt, daß „AIDS“ keine Infektionskrankheit ist, sondern das Ergebnis eines selbstzerstörerischen Lebensstils ist, in Amerika auch „Fast-Lane“-Lebensstil genannt (Leben auf der Überholspur). Diese Hypothese erklärt, warum „AIDS“ nach wie vor fast ausschließlich bei Homosexuellen und Drogenbenutzern auftritt.

Wir reden hier von Leuten, die extrem promiskuitiv leben und mit Mitte Zwanzig schon Hunderte oder sogar Tausende von Sexpartnern hatten. Regelmäßiger rezeptiver Analsex und Aufnahme von Sperma (Fremdeiweiß) oder großen Mengen von Gleitmittel (mit oder ohne Kondombenutzung) sind die wahrscheinlichen Ursachen für starke Antikörperbildung und den daraus resultierenden „HIV-positiv"-Status. Aufgrund öfters auftretender Infektionskrankheiten wie Syphillis, Gonorrhoe (Tripper), Chlamydien oder Parasiteninfektionen werden regelmäßig Antibiotika eingenommen, vielfach auch schon prophylaktisch.

Die in der Schwulenszene gängigste und am häufigsten verwendete Droge ist das sogenannte „Poppers" (ein Sammelbegriff für flüchtige, nitrithaltige Substanzen, z.B. Amylnitrit, Butylnitrit, Isoamylnitrit, Isopropylnitrit oder Isobutylnitrit), das aphrodisierend wirkt, indem es Reizempfindungen verstärkt. Es wirkt außerdem schmerzhemmend und muskelrelaxierend, was den Anaverkehr erleichtert. Poppers kann zahlreiche Nebenwirkungen haben, wie Blutdruckabfall (Hypotonie) und Schock, Blutarmut (Anämie), Herzrasen (Tachykardie), Übelkeit, Erbrechen, Schleimhautverätzung, Schwindel und Kopfschmerzen. Es gibt zahlreiche Studien, welche die Gefährlichkeit von Poppers besonders bei langfristigem Gebrauch belegen[18], aber leider wird es von Seiten der Gesundheitsbehörden und besonders der AIDS-Hilfen verharmlost, die zwar beständig zum Gebrauch von Kondomen raten, aber nichts gegen nachweislich schädliche Drogen zu haben scheinen.[19]

Weitere Drogen, die in Kombination mit Poppers konsumiert werden, sind Kokain, Ecstacy oder Amphetamine, um sich in Euphorie zu versetzen, lange wach zu bleiben und wenig Schlaf zu brauchen. Besonders stark wirkt in dieser Hinsicht Crystal Meth, nach dessen Konsum man sogar tagelang wach bleiben kann. Es führt außerdem zu starker Euphorie, Reduzierung von Appetit und Durstgefühl, erhöhtem Antrieb und motorischer Unruhe, sowie gesteigertem Sexualtrieb in Kombination mit reduzierter Kritikfähigkeit, was wiederum zu stark promiskuitivem Verhalten führt.

Ein weiterer schädlicher Faktor sind Darmspülungen, die von fast allen (über 96%) promiskuitiv lebenden schwulen Szenegängern aus hygienischen Gründen regelmäßig durchgeführt werden. Es gibt hierzu im Fachhandel auch zahlreiche Produkte, die Sex-Toys mit Spülungsvorrichtungen kombinieren.

Die vorgenannten Praktiken haben über einen längeren Zeitraum betrachtet eine sich gegenseitig verstärkende Wirkung. Aufgrund der regelmäßigen Einnahme verschiedener Drogen wird der Appetit vermindert, was zu geringerer Nahrungsaufnahme führt. Und selbst die wenige Nahrung, die noch aufgenommen wird, kann irgendwann kaum noch verwertet werden (Malabsorption), weil die Darmflora aufgrund der Kombination von Drogenmißbrauch, Infektionen, Antibiotika und Darmspülungen zu stark geschädigt ist. Diese dauerhafte Disbalance führt zu Gewichtsverlust, Kraft- und Energielosigkeit (verstärkt durch ständigen Schlafmangel), eingefallenen Wangen und tiefliegenden Augehöhlen. Man spricht vom „Wasting Syndrome“, einem „AIDS“-definierenden Zustand. Besonders ausführlich und sämtliche Hintergründe beleuchtend ist diesbezüglich der 2008 erschienene Artikel von Tony Lance „GRID = Gay Related Intestinal Dysbiosis? Explaining HIV/AIDS Paradoxes in Terms of Intestinal Dysbiosis”[20]

Dr. Robert Giraldo faßt zusammen: *„Ich schätze, auf physiologischer Ebene kann AIDS als eine progressive, degenerative Veränderung verschiedener Immunzellen und immunologisch-metabolischer Reaktionen erklärt werden, begünstigt durch multiple, wiederholte und chronische Einwirkung von* *immunologischen Stressoren. (...) Viele chemische und biologische Stressoren können einen immunogenen* [antikörperbildenden, Anm.d.Verf.] *Effekt auf die Immunzellen und -funktionen haben. Außerdem können physische, mentale, ernährungsbedingte und, nochmals, chemische Stressoren einen immunotoxischen Effekt auf die gleichen Zellen und Zellaktivitäten haben. Auf molekularer Ebene ist AIDS das Ergebnis von Veränderungen von Immunzellen und immunologisch-metabolischen Reaktionen aufgrund eines Überschusses an freien Radikalen, insbesondere oxidativen Stoffen. Seit 1988 beschreibt Eleni Papadopulos-Eleopulos auf elegante Weise die Rolle von oxidativen Stoffen in der Pathogenese von AIDS.*[21]

AIDS ist weder eine Infektionskrankheit noch wird es sexuell übertragen."[22]

Mediziner oder medizinisch interessierte Personen, die sich ausführlich und umfassend über die Hintergründe informieren möchten, sollten Dr. Heinrich Kremers Buch *Die stille Revolution der Krebs- und AIDS-Medizin* lesen, in welchem er die tatsächliche Pathogenese der „AIDS"-Erkrankung detailliert und fundiert darlegt.

Wenn man keinen exzessiven Lebensstil pflegt und keine Drogen nimmt

Margret Heckler hatte auf der Pressekonferenz im Jahre 1984 angekündigt, daß innerhalb von zwei Jahren ein Impfstoff zur Testung verfügbar sein würde. Daß dies nicht verwirklicht werden konnte, ist nicht verwunderlich, wenn man weiß, daß nie ein „HI-Virus“ isoliert wurde, denn ohne Virus kann es keinen Impfstoff geben. Außerdem bleibt das Problem, daß ein Impfstoff normalerweise die Bildung von Antikörpern zur Folge hat, was sich das medizinische Establishment in diesem Fall als Möglichkeit verbaut hat, weil ja die „Antikörper“ als Zeichen einer Infektion interpretiert werden.

1987 wurde jedoch ein Medikament (wieder)eingeführt, das in den 60er Jahren gegen Leukämie entwickelt wurde, aber aufgrund massiver Nebenwirkungen und einer zu hohen Todesrate im Tierversuch nicht zugelassen wurde: AZT (Azidothymin) gehört zu den sogenannten nukleosidanalogen Reverse-Transkriptase-Hemmern (NRTI). Die Wirkungsweise dieser Substanzen besteht in der Hemmung des bereits erwähnten Enzyms, der Reversen Transkriptase. Die Blockierung dieses Enzyms führt zum Abbruch der Übersetzung der genetischen Information des Virus von RNA in DNA. Aufgrund der falschen Annahme, daß nur Retroviren Reverse Transkriptase enthalten, will man mit einer Hemmung dieses Prozesses die Retroviren an der Vermehrung hindern. Tatsächlich blockiert man aber das Enzym in allen Zellen des Körpers.

Ähnlich wie bei der Krebs-Chemotherapie wird hier nicht nur mit Kanonen auf Spatzen geschossen, sondern das ganze gleicht einem großangelegten C-Waffen-Angriff auf eine Millionenstadt, in der man ein paar böse Spatzen vermutet. Bei der Krebstherapie wird dieses Prinzip der „Behandlung“ (im Krebsfall die Chemotherapie) für einen bestimmten Zeitraum angesetzt, bis alle vermeintlichen Krebszellen zerstört wurden. Bei einem „HIV“-Patienten wird dieses Prinzip jedoch *dauerhaft* eingesetzt. Das bedeutet im Klartext: Es ist egal, wie gesund ein Patient zu Beginn der „Behandlung“ ist, seine Zellen werden auf jeden Fall über kurz oder lang irreversibel und irreparabel geschädigt (weil AZT auf genetischer Ebene die Mitochondrien innerhalb der Zellen abtötet, und damit die ATP-Synthese verhindert), und die weiteren Symptome, die bei der Behandlung mit AZT auftauchen, sind genau die Symptome, die man „HIV“ zuschreibt. AZT wirkt also de facto immunsuppressiv!

Tatsächlich sagt die Packungsbeilage von AZT (Retrovir) genau das aus:

Häufige hämatologische Nebenwirkungen (Blutbildveränderungen), mit denen „zu rechnen" ist: Anämie (Blutarmut), Neutropenie (Knochenmarkschädigung) und Leukopenie (Verminderung der weißen Blutkörperchen). Bei einer Erkrankung jedoch (der „HIV"-Infektion), von der man behauptet, sie würde die weißen Blutkörperchen dezimieren, genau diese noch zu vermindern und abzutöten, ist wie die Behandlung von Anämie (Blutarmut) mit häufigem Aderlaß. Die Immunsupprimierung wird nicht durch Retroviren verursacht, weil Retroviren keine Zellen töten (denn sie brauchen sie zur Vermehrung). Das erledigt die medikamentöse „Therapie".

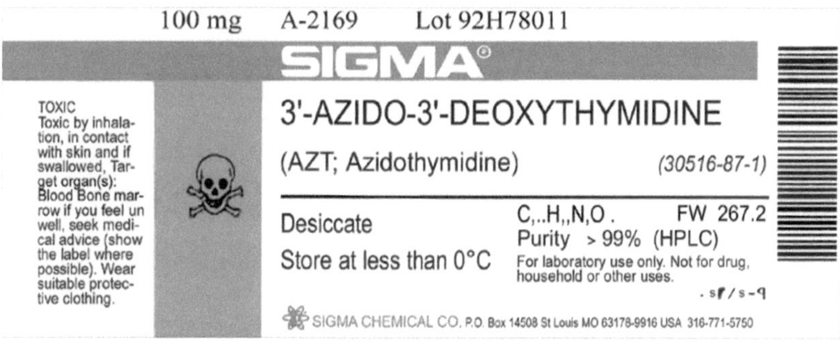

Man beachte den Totenkopf und den Hinweis auf der linken Seite des Etiketts: „TOXISCH – Giftig bei Inhalation, bei

Hautkontakt oder Verschlucken. Zielorgan(e): Knochenmark. Wenn Sie sich unwohl fühlen, suchen Sie medizinischen Rat (zeigen Sie das Etikett, wenn möglich). Tragen Sie passende Schutzkleidung."

Dr. Peter Duesberg (Autor von *Inventing the AIDS Virus. The Truth Behind the Biggest Medical Miscalculation of Our Time*) beschreibt AZT als *„die giftigste Droge, die jemals für den Langzeitgebrauch in der freien Welt zugelassen wurde"*[23]

In der Packungsbeilage des nukleosidanalogen Reverse-Transkriptase-Hemmers „Kivexa" (Die Inhaltsstoffe Lamivudin und Abacavir wirken ähnlich wie AZT) der Firma GlaxoSmithKline liest man: *„Bei der Behandlung einer HIV-Infektion läßt es sich nicht immer sagen, ob die Nebenwirkungen, die auftreten, durch Kivexa (...) oder durch die HIV-Erkrankung selbst verursacht werden."* Da, wie wir schon festgestellt haben, schon seit längerem bekannt ist, daß Reverse Transkriptase mitnichten ein nur in Retroviren vorkommendes Enzym ist, sondern in allen Zellen vorkommt, kann man eigentlich mit Sicherheit sagen, daß die auftretenden „Nebenwirkungen" durch die Medikamente verursacht werden, weil keine ominösen Viren, sondern alle Zellen des Körpers vehement und dauerhaft geschädigt werden. Der Beweis, daß es die Medikamente sind, die krankmachen, und nicht „HIV“, sind diejenigen Menschen, welche die medikamentöse Therapie abbrechen, weil die auftretenden Nebenwirkungen sie auszehren, und die anschließend wieder völlig genesen!

AZT wird seit 1996 nicht mehr als Monotherapie, sondern zusammen mit einem nichtnukleosidischen Reverse-Transkriptase-Inhibitor (NNRTI) und einem Protease-Inhibitor in der sogenannten Dreifachkombination verabreicht, auch als „AIDS-Cocktail“ bekannt. Da im Rahmen dieser Kombination die AZT-Menge von 1500mg auf 600mg erniedrigt wurde, treten die Nebenwirkungen des de facto hochtoxischen Medikaments erst später ein, was von Seiten der Medizin als Erfolg gefeiert wird. Klar, wenn man weniger Gift verabreicht, stirbt der Patient auch später. Ein merkwürdiger „Erfolg“. Protease-Inhibitoren hemmen die Proteinspaltung durch Blockierung des Enzyms Protease, damit Viren nicht reifen können. Beim Vorhandensein von tatsächlich nachgewiesenen Viren wird nur eine geringe Dosis eines Protease-Inhibitors benötigt, da die Wirkung in vitro sehr effektiv ist. Bei der „HIV-Therapie“ wird den Patienten jedoch dauerhaft eine sehr hohe Dosis verordnet, was zu Nebenwirkungen wie Durchfall und nach längerer Einnahme zu Leberversagen führt, die wie schon bei AZT der Krankheit zugeordnet werden, anstatt der eigentlichen Ursache, nämlich den hochdosierten Medikamenten, deren Einsatz überhaupt nur Sinn ergeben würde, wenn tatsächlich ein Virus existieren würde.

Psychologische Faktoren

Es ist im historischen Kontext verständlich, warum die HIV-AIDS-Hypothese eine solch enorme Unterstützung fand. Seit der sogenannten sexuellen Revolution und der durch andere Faktoren ausgelösten Abwendung von traditioneller Religion hin zu einer säkularen und auf Vergnügen statt auf Abstinenz ausgerichteten Lebensweise der westlichen Welt, haben die Vertreter orthodoxer moralischer Standpunkte stetig an Boden verloren. Was konnte es Schöneres für die christliche Bewegung geben, die in den USA die Basis von Regierung und Politik bildet, als ein Virus, das diejenigen zu treffen schien, die gegen die traditionelle Moral verstoßen? Ein Virus, mit dem sich scheinbar ausschließlich Homosexuelle, Promiskuitive und Drogenbenutzer infizieren, mußte einfach eine Botschaft und Strafe Gottes sein.

Eines der größten Probleme beim Umgang mit dem Thema „HIV / AIDS“ ist Unwissenheit gepaart mit Angst. Da die meisten Menschen lediglich die Informationen haben, die man ihnen über die Medien eintrichtert, führt eine Konfrontation mit dem Thema im eigenen Leben, entweder wenn jemand einen „HIV-Test“ macht, oder erfährt, daß ein ehemaliger Partner „HIV-positiv“ ist, zunächst zu einer beklemmenden Angst. Und wenn der eigene Test tatsächlich „positiv“ ist, erleben die meisten Menschen dies wie ein Todesurteil. Doch diese primäre Angst durch die Botschaft bzw. Diagnose „HIV-positiv“ ist erst der Anfang. In vielen Fällen wird ihnen von ärztlicher Seite noch mehr Angst durch Androhung der Konsequenzen gemacht, wenn sie nicht sofort in die Behandlung mit antiretroviralen Medikamenten einwilligen. Es wird ihnen erklärt, daß sie ansonsten auf jeden Fall an „AIDS“ erkranken und man nichts mehr für sie tun könne. Es ist der reine Psychoterror.

Der damit in Gang gesetzte Kreislauf der Angst ist leicht nachvollziehbar. Wenn man glaubt, daß man ein tödliches Virus in sich trägt, welches das eigene Immunsystem schwächt, wird man bei jedem Schnupfen denken, daß man jetzt „AIDS“ bekommt und sterben muß. Jedes Husten in der Umwelt wird ängstlich wahrgenommen, denn eine Grippe oder Lungenentzündung würde bedeuten, daß man vielleicht daran stirbt. Wenn dieser Kreislauf der Angst einmal etabliert ist, wird man ihm nur sehr schwierig wieder entkommen.

Zusätzlich kommt noch die Erwartungshaltung der Umwelt hinzu. Im Grunde genommen erwarten alle Leute, daß der „HIV-Positive" irgendwann krank wird und bringen ihm daher vorsorglich schon mal Mitleid entgegen, wenn sie sich nicht ohnehin von ihm abgrenzen und ihm das Gefühl geben, ein Aussätziger zu sein.

Es ist eine bekannte Tatsache, daß Streß zu Krankheit führen kann, und ein Mensch, der *dauerhaft* in einem extremen Zustand von Angst und Streß lebt, wird auf jeden Fall über kurz oder lang krank werden.

Fakt ist jedoch: Einen „AIDS"-Kranken, der keinen exzessiven oder selbstzerstörerischen Lebensstil geführt hat, und auch keine antiretroviralen Medikamente einnimmt, gibt es nicht! Was es jedoch gibt, sind jede Menge Menschen, die seit vielen Jahren, z.T. sogar seit Mitte der 1980er Jahre, „HIV-positiv" sind und in deren Leben und Gesundheit gar nichts auf eine mysteriöse Immunschwäche hindeutet, weil sie sich nicht einschüchtern lassen, keine Angst haben und keine Medikamente nehmen. Diese Menschen sind der Beweis, daß nichts dran ist an der Lüge mit dem tödlichen Virus. Und irgendwann zieht das Pseudo-Argument mit der ewig dauernden Inkubationszeit von bis zu 15 Jahren nicht mehr, das allen wissenschaftlichen Grundlagen der Infektionslehre widerspricht. Wenn ein Virus die Ursache einer Erkrankung ist, muß diese innerhalb von Wochen oder Monaten nach Infektion auftreten, ansonsten wird sie nicht von diesem Virus verursacht. Es mag Viren (wie Herpes simplex) geben, die nach der Erkrankung noch latent im Körper vorhanden sind, aber es gibt *keine* Infektionskrankheit mit einer Inkubationszeiten von mehreren Jahren.

Afrika stirbt <u>nicht</u> an „AIDS“

„AIDS“ in Afrika ist etwas völlig anderes als „AIDS“ in Europa oder Amerika. *„Afrikanisches AIDS wird durch physische Symptome definiert: Fieber, Durchfall, Gewichtsverlust und Husten oder Juckreiz.“*[24] Gemeint ist die sogenannte Bangui-Definition, die auf rein klinischen Symptomen beruht. Aufgrund eines Punktezahlsystems, welches für die Hauptkriterien eine bestimmte Punktezahl anrechnet, ist man bei einer kumulierten Punktezahl von 12 ein „AIDS-Patient“:

Jeweils 4 Punkte werden angerechnet bei Gewichtsverlust über 10%, Asthenie (Kraftlosigkeit), juckender Dermatitis (Hautentzündung), Ösophagealer Candidose (Pilzinfektion der Speiseröhre), chronischer Herpes-simplex- oder Herpes-zoster-Infektion.

Jeweils 3 Punkte werden angerechnet für Fieber für mehr als 1 Monat und Diarrhoe (Durchfall) für mehr als 1 Monat.

Jeweils 2 Punkte für Husten, Lungenerkrankungen, generalisierte Lymphadenopathie (Lymphknotenschwellung) oder bei neurologischen Symptomen.

Kaposi-Sarkom oder Kryptokokkenmeningitis (infektiöse Hirnhautentzündung) reichen als jeweils einzelnes Kriterium aus, um jemanden zum „AIDS-Patienten“ zu machen.

In Afrika starben die Leute schon immer an den gleichen Erkrankungen: Infektiöse und parasitäre Durchfallerkrankungen (Amöbenruhr, Cholera, Typhus), Tuberkulose, Malaria, sowie Fehl- und Unterernährung. Das war vor 1985 so, und das hat sich auch seit 1985 nicht geändert. Nur daß man die Symptome all dieser Erkrankungen seit 1985 einfach als „AIDS“ etikettiert.

Das Problem dabei ist, daß bei der Diagnose „AIDS“ nicht die auftretenden Krankheiten behandelt werden, weil die Symptome ja angeblich durch „AIDS“ verursacht werden. Die Leute gehen daher nach Hause, um zu sterben.

Selbst wenn ein sogenannter „HIV-Antikörpertest“ als weiteres Diagnosekriterium benutzt wird, was in Afrika aus finanziellen Gründen kaum gemacht wird, ist seine Aussagekraft gleich Null, weil bei den als Diagnosekriterien genannten Krankheiten ohnehin diejenigen Antikörper gebildet werden, die angeblich den Nachweis für „HIV“ bilden. Es ist jedoch in einigen afrikanischen Staaten gängig, daß bei der Untersuchung von schwangeren Frauen ein Antikörpertest durchgeführt wird. Da jedoch eine Schwangerschaft an sich eine bekannte Disposition für einen falsch-positiven „HIV-Test“ ist, kann auch in diesem Fall nicht gesagt werden, ob der Test aufgrund der Schwangerschaft oder einer anderen Ursache positiv ausfällt. Er ist in jedem Fall wertlos.

Eine sinnvolle Lösung wäre die Verbesserung der grundlegenden Faktoren, die zu den Krankheiten führen, die später als „AIDS“ zusammengefaßt werden: die Sicherstellung von sauberem Wasser, besserer Ernährung und ausreichenden hygienischen Verhältnissen.

Wenn das alles stimmt, warum wird weiterhin die gleiche Strategie verfolgt? Warum werden die Fakten nicht anerkannt?

Das Problem ist, daß man schon sehr lange am Anfang der 1980er Jahre etablierten HIV-AIDS-Dogma festhält und ein gigantischer Komplex aus Gesundheitsbehörden, Forschungseinrichtungen, Pharmakonzernen, AIDS-Einrichtungen und nicht zuletzt ein Mediennetzwerk darum herum errichtet worden ist, der im Laufe der Jahre zum Selbstläufer geworden ist, andere Sichtweisen des Themas aus seinem geistigen Verständnis entfernt hat und jegliche Faktoren ignoriert, die nicht mit dem gängigen Konsens konform gehen. Es verdienen einfach zu viele Leute zu viel Geld damit, die kein Interesse daran haben, die bestehende Sichtweise zu ändern.

Als für die Retrovirus-Krebs-Theorie Anfang der 80er Jahre keine Forschungsgelder mehr bewilligt wurden, mußten die Gesundheitsbehörden eine neue Bedrohung suchen, um weiterhin riesige Forschungsbudgets rechtfertigen zu können. Und genau zu dieser Zeit zaubert Robert Gallo ein neues Retrovirus aus dem Hut, das eine tödliche Erkrankung verursachen soll. Und voilà: Es fließen wieder üppige Forschungsgelder. Das ist übrigens keine Verschwörungs*theorie*, sondern die Grundlage allen politischen Denkens und der politischen *Praxis*: Cui bono? – Wem nützt es?

1987 wurde der amerikanischen Öffentlichkeit gegenüber behauptet, daß nicht mehr nur bestimmte Risikogruppen betroffen wären: „Jeder kann AIDS bekommen.“, hieß es nun. Die gesellschaftliche und politische Wirkung auf die Bevölkerung bestand darin, daß sich nun alle Menschen durch eine neue Seuche bedroht fühlten. Wenn eine Krankheit nur ein paar Randgruppen betrifft, interessiert das die Leute nicht, weil alle froh darüber sind, daß es nur die anderen trifft. Wenn aber die ganze Bevölkerung glaubt, daß sie von dieser Krankheit betroffen werden könnte, ist der Effekt viel größer, weil nun einerseits alle Angst haben und damit empfänglicher für weitere Propaganda sind, und andererseits eine enorme Bereitschaft zur

Unterstützung von Organisationen besteht, die sich mit der Bekämpfung von „AIDS“ befassen. Bis heute fließen Milliardenbeträge in den „Kampf gegen AIDS“ und die „AIDS“-Forschung. Die Pharmaindustrie verdient sich aufgrund der hohen Dosierung und einer Kombination von mehreren Medikamenten, die mit bis zu 1000% Gewinn verkauft und „HIV-positiven“ Patienten von zum größten Teil unwissenden Medizinern verordnet werden, wortwörtlich dumm und dämlich.

„Mit Infektions-Hypothesen sind Milliarden Umsätze zu erzielen:

1. *Das Antikörpergeschäft: Millionen von Screening-Tests werden verbreitet, jede Blutkonserve muß getestet werden (alleine 4 Millionen in Deutschland).*
2. *Das Therapiegeschäft: Antivirale Medikamente 3, 4, 5fach Kombinationen, bei AIDS unübertroffen.* (...)

Mit Intoxikations-Hypothesen ist dagegen gar kein Umsatz zumachen. Lautet die einfache Botschaft doch: Laß das Gift weg und du wirst nicht krank. Sie sind eher kontraproduktiv insofern als die Gifte (Drogen, Alkohol, Medikamente, Phosmet) meist hohe Umsatzträger sind.

Die hieraus entstehenden Interessenskonflikte sind unüberwindbar: Welcher Virologe, der unmittelbar von den Patent-

rechten des HIV- oder HCV-Testes in Millionenhöhe profitiert (Montagnier, Simon Wain-Hobsen, Robin Weiss, Robert Gallo) kann riskieren, auch nur einen Blick in die andere Richtung zu werfen.

Welcher Arzt, der jahrelang AIDS- oder Hepatitis C-Patienten im guten Glauben an die Virus-Hypothese mit hohem persönlichen Einsatz behandelt, kann in die andere Richtung sehen? Zumal er auf Grund scheinbar plausibler Veränderungen von Surrogatmarkern [indirekte Ersatzindikatoren, Anm. d.Verf.] *das Gefühl haben muß, daß er richtig liegt.*"[25]

Es ist nicht das Ziel, eine Debatte über das HIV-Problem zu gestatten oder gar dazu zu ermutigen. Diejenigen Professoren, welche die als Wahrheit verkündete, jedoch wissenschaftlich nicht haltbare These (sprich: Dogma) in Frage stellen, bekommen ihre finanziellen Mittel entzogen, ihre Publikationen werden unterdrückt oder totgeschwiegen und man rät Studierenden davon ab, die Kurse dieser ketzerischen Abtrünnigen zu besuchen (wie man am Beispiel von Dr. Peter Duesberg sehen kann).

Die bekanntesten und größten wissenschaftlichen Magazine weigern sich, eine wissenschaftliche Debatte zuzulassen. Publikationen, welche nicht der „HIV-AIDS“-Hypothese entsprechen, werden nicht akzeptiert.

Es ist auch nicht so, daß sich alle Ärzte verschworen haben und ihren Patienten die Tatsachen vorenthalten. Ihnen wurden nur unvollständige und de facto falsche Informationen als medizinische Fakten gelehrt und vermittelt, sowohl während ihrer Ausbildung, als auch später in ihrer Praxiszeit, z.B. in Ärztezeitschriften oder auf Fachsymposien.

Neben der Bezeichnung als „AIDS-Dissidenten“ gibt es auch die auf Diffamierung zielende Bezeichnung „AIDS-Leugner“ (obwohl ja nicht „AIDS“ geleugnet wird, sondern aufgrund der Fakten die Hypothese in Frage gestellt wird, daß es eine durch ein Retrovirus verursachte Infektionskrankheit ist) für diejenigen Personen, die sich an die wissenschaftlichen Fakten halten und die Axiome in Frage stellen, von denen die Mehrheit annimmt, es seien Wahrheiten über „HIV“ und „AIDS“, die sich aber bei genauer Überprüfung als nicht haltbar erweisen. Leugnen kann man nur Tatsachen. Die Existenz von „HIV“, sowie der kausale Zusammenhang zwischen „HIV“ und „AIDS“ ist jedoch keine Tatsache, sondern ein etabliertes Dogma, das zu einer populären Annahme geworden ist.

Gesundheitsministerin Ulla Schmidt bringt es (in einem Schreiben vom 05.01.2004 an den Bundestagsabgeordneten Rudolf Krause) auf den Punkt: *„Selbstverständlich gilt das Humane Immundefizienz-Virus (HIV) – im internationalen wissenschaftlichen Konsens – als wissenschaftlich anerkannt."* Das heißt übersetzt: Wenn sich alle einig sind, daß es existiert, dann wird es schon existieren. Das jedoch ist Religion und keine Wissenschaft. Im theologischen Konsens gilt Gott auch als existent.

Die HIV-AIDS-Hypthese ist so stark in die Gesellschaft integriert, daß jeder Versuch einer kritischen Auseinandersetzung als „Leugnung" dargestellt und z.T. auch mit aggressiven Vorwürfen von „AIDS"-Aktivisten begegnet wird: Jemand, der nicht glaubt, daß „HIV" „AIDS" verursacht oder sogar daran zweifelt, daß es „HIV" gibt, wird daher unabhängig von den Fakten als verrückt, weltfremd oder verantwortungslos bezeichnet. Die Reaktionen sind vergleichbar denen von religiösen Fundamentalisten, deren Glauben man nicht ernst nimmt. Man wird außerdem beschuldigt, kein Mitgefühl mit den Erkrankten zu haben oder etwas gegen Schwule zu haben, weil man Zusammenhänge zwischen einem dauerhaft selbstzerstörerischen Lebensstil und dem Ausbruch verschiedener Krankheiten sieht. Es ist natürlich alles viel einfacher, wenn ein böses Virus Schuld ist, weil man auf diese Weise nicht bei sich selbst nach der Ursache der Erkrankung suchen muß. Die Schwule Gemeinschaft in Amerika hat die Virus-Hypothese nicht nur dankbar angenommen, sie hat sogar aufgrund ihrer Proteste gegenüber der amerikanischen Regierung selbst dafür gesorgt, daß sie aus dem Hut gezaubert wurde, weil sie unbedingt von ihrer Verantwortung entbunden werden wollte. Und ebenso wie in Amerika demonstrieren auch in Europa viele Schwule nach außen ein starkes Opferbewußtsein und finden darin geradezu ihre Identität, weil sie auf diese Weise Solidarität und Mitgefühl für ihre Randgruppe einfordern können, die von dem schon erwähnten Komplex aus Gesundheitsbehörden und AIDS-Organisationen auch offiziell unterstützt und gefordert wird. Damit man mich hier klar versteht: Ich kritisiere nicht Homosexualität an sich, sondern einen selbstzerstörerischen Lebensstil kombiniert mit Opferbewußtsein und Ablehnung von Eigenverantwortung. Es sind ja auch nicht Schwule an sich gefährdet, „AIDS“ zu bekommen, sondern nur diejenigen mit einem exzessiven und höchst schädlichen Lebensstil. Und wenn man den Hintergrund eines „AIDS“-Patienten untersucht, wird man dies auch stets bestätigt bekommen.

Stand der „AIDS-Forschung“

Nach 25 Jahren AIDS-Forschung und über 400 Milliarden US-Dollar Forschungsgeldern gibt es kein Foto oder wissenschaftlichen Nachweis des als Ursache von „AIDS“ deklarierten „HIV“, und in den etwa 100.000 medizinischen und wissenschaftlichen Abhandlungen zum Thema keinen wissenschaftlichen Beweis für die Hypothese, daß „HIV“ „AIDS“ verursacht.

Es wird Zeit, daß andere Ansätze ernstgenommen und erforscht werden, anstatt weiterhin an einem Dogma festzuhalten, daß schon lange in einer Sackgasse angekommen ist. Das Thema „HIV / AIDS“ muß wieder auf wissenschaftlicher, und nicht mehr auf politischer Ebene betrachtet und behandelt werden.

Entgegen offizieller Stellungnahmen seitens des medizinischen Establishments gibt es nicht nur eine „Handvoll Verschwörungstheoretiker“, sondern viele Tausend Ärzte, Wissenschaftler und andere gebildete Menschen, welche die HIV-AIDS-Hypothese anzweifeln. Überzeugen Sie sich selbst und besuchen Sie die Websites der beiden größten Organisationen:

- *The Group for the Scientific Reappraisal of the HIV-AIDS Hypothesis*
Website: http://www.virusmyth.com/aids/group.htm
- *Alberta Reappraising AIDS Society*
Website: http://aras.ab.ca/rethinkers.php

– – –

„Die gefährlichste aller herrschenden Lügen ist die heilige, geweihte, die privilegierte Lüge – die Lüge, von der jeder glaubt, daß sie ein Musterbeispiel der Wahrheit ist. (...) Die Lüge, die als Lüge bekannt ist, ist schon halb ausgerottet, aber die Lüge, die sogar von intelligenten Leuten als geheiligte Tatsache akzeptiert wird – die Lüge, die schon auf den Knien der Mutter eingeimpft wird –, ist gefährlicher zu bekämpfen, als eine schleichende Pest. Populäre Lügen waren schon immer die mächtigsten Gegner persönlicher Freiheit. Es gibt nur einen Weg, mit ihnen umzugehen: Schneide sie bis zum Kern heraus, wie bei einem Krebsgeschwür. Rotte sie mit Stumpf und Stiel aus, oder sie werden uns alle verschlingen. Wir müssen sie vernichten, oder sie werden uns vernichten. Halbherzigkeiten sind nutzlos.

Ragnar Redbeard, *Might is Right*

Quellennachweise

[1] Giraldo, Roberto A.; de Harven, Etienne, „HIV tests cannot diagnose HIV infection", 2006

[2] - F Barre-Sinoussi, JC Chermann, F Rey, MT Nugeyre, S Chamaret, J Gruest, C Dauguet, C Axler-Blin, F Vezinet-Brun, C Rouzioux, W Rozenbaum, and L Montagnier, „Isolation of a T-lymphotropic retrovirus from a patient at risk for acquired immune deficiency syndrome (AIDS)", Science, Vol 220, Issue 4599, 868-871, 1983

- Gallo et al, „Isolation of Human T-Cell Leukemia Virus in Acquired Immune Deficiency Syndrome (AIDS)", Science, 220, pp. 865-867 (5-1983)

- Popovic M, Sarngadharan MG, Read E, et al., „Detection, Isolation,and Continuous Production of Cytopathic Retroviruses (HTLV-III) from Patients with AIDS and Pre-AIDS", Science 1984;224:497-500

- Gallo RC, Salahuddin SZ, Popovic M, et al., „Frequent Detection and Isolation of Cytopathic Retroviruses (HTLV-III) from Patients with AIDS and at Risk for AIDS", Science 1984;224:500-502

- Schupbach J, Popovic M, Gilden RV, et al., „Serological analysis of a Subgroup of Human T-Lymphotrophic Retroviruses (HTLV-III) associated with AIDS", Science 1984;224:503-505

- Sarngadharan MG, Popovic M,Bruch L, et al., „Antibodies Reactive to Human T-Lymphotrophic Retroviruses (HTLV-III) in the Serum of Patients with AIDS", Science 1984:224:506-508

---

[3] „Stellungnahme zu den Hypothesen der sog. Perth-Group (V. Turner, E. Papadopoulos-Eleopulos, S. Lanka u.a.)", S.3, verfügbar über http://www.rki.de/cln_110/nn_208880/DE/Content/InfAZ/H/HIVAIDS/FAQ/AIDSKritikStellungnahmePerthGroup,templateId=raw,property=publicationFile.pdf/AIDSKritikStellungnahmePerthGroup.pdf

[4] Brief des Deutschen Bundestages vom 17.05.2001 an Dr. Stefan Lanka, verfügbar über: http://www.klein-klein-aktion.de/pdf/PDBSL.pdf

[5] einzusehen unter: http://www.pilhar.com/Hamer/Korrespo/2001/20010517_Pet_an_Lanka.htm

[6] „Interview Luc Montagnier: Did Luc Montagnier Discover HIV?" by Djamel Tahi, in *Continuum* Winter 1997, verfügbar über: http://www.virusmyth.com/aids/hiv/dtinterviewlm.htm

[7] „Commentary on Montagnier" by Eleni Papadopulos-Eleopulos *et al.*
in *Continuum* Winter 1997, verfügbar über:
http://www.virusmyth.com/aids/hiv/epreplyintervlm.htm
als Antwort auf
„Interview Luc Montagnier: Did Luc Montagnier Discover HIV?" by Djamel Tahi
in *Continuum* Winter 1997, verfügbar über:
http://www.virusmyth.com/aids/hiv/dtinterviewlm.htm

[8] Giraldo Robert A., „Everibody reacts positive on the ELISA test for HIV", in *Continuum* (London) 1998/9; 5(5): S. 8-10

---

[9] CDC-EIS, „Screening For HIV“ 2003

[10] David Rasnick in „Deconstructing the Myth of AIDS”, verfügbar über: http://www.virusmyth.com/aids/video

[11] „HIV-Diagnostik. Einem Virus auf der Spur“ (aktualisiert 2/2009) von Maren Oldörp und Dr. med. Matthias Lademann, verfügbar über: http://www.thieme.de/viamedici/medizin/wissenschaft/hiv_diagnose.html

[12] Hans-Walter Leonhard: „Was ist die entscheidende Frage bei der Auseinandersetzung mit der HIV-AIDS-Theorie?“, Vorwort zur Neuauflage von H.-W. Leonhard: „Alles nur ein Irrtum? Zur Kritik von Peter H. Duesberg an der AIDS-Forschung und zu seinem alternativen Erklärungsansatz“, in: *Neue Praxis* 22 (1992) 1, S.14-29, verfügbar über: http://www.rethinkingaids.de/duesberg/vorwort.htm

[13] Padian NS, Shiboski SC, Glass SO, Vittinghoff E., „Heterosexual transmission of human immunodeficiency virus (HIV) in northern California: Results from a ten-year study“, *American Journal of Epidemiology* 1997;146:350-7

[14] Peterman T A; Drotman D P; Curran J W, „Epidemiology of the acquired immunodeficiency syndrome (AIDS)”, *Epidemiologic Reviews* 1985, Vol. 7, pp. 1-21

[15] van der Ende ME, Rothbarth P, Stibbe J., „Heterosexual transmission of HIV by haemophiliacs”, *British Medical Journal* 1988; 297(6656): 1102-3

---

[16] Varghese B, Maher JE, Peterman TA, Branson BM, Steketee RW, „Reducing the risk of sexual HIV transmission: Quantifying the per-act risk for HIV on the basis of choice of partner, sex act, and condom use", *Sexually Transmitted Diseases* 2002;29:38--43

[17] European Study Group on Heterosexual Transmission of HIV, „Comparison of female to male and male to female transmission of HIV in 563 stable couples", *British Medical Journal* 1992;304:809--13

[18] verfügbar über: http://www.suchtmittel.de/info/poppers/000327.php

[19] weitere Studien, verfügbar über: http://aids-info.info/index.php?id=18

[20] Tony Lance, „GRID = Gay Related Intestinal Dysbiosis? Explaining HIV/AIDS Paradoxes in Terms of Intestinal Dysbiosis", 2008, verfügbar über: http://hivskeptic.files.wordpress.com/2008/02/gay-relatedintestinaldysbiosis.pdf

[21] Papadopulos-Eleopulos E. Reappraisal of AIDS: „Is the Oxidation Caused by the Risk Factors the Primary Cause?", *Med Hypotheses* 1988; 25: 151-162, verfügbar über: http://theperthgroup.com/SCIPAPERS/reappraisalofaids.html

[22] Roberto A. Giraldo „Co-factors" Cause AIDS, June 2000, verfügbar über: http://www.robertogiraldo.com/eng/papers/CoFactorsCauseAIDS.html

---

[23] Peter Duesberg in „HIV=AIDS: Fact Or Fraud?“, verfügbar über http://www.virusmyth.com/aids/video/

[24] Quinn TC, Mann JM, Curran JW, Piot P., „AIDS in Africa: An Epidemiologic Paradigm.“, *Science* 1986; 234: 956-963

[25] Köhnlein, Claus „BSE/AIDS/Hepatitis C – Infektions- oder Intoxikationskrankheiten?“, verfügbar über: http://aids-kritik.de/aids/artikel/koehnlein-neue_seuchen.htm

Im Verlag EDITION ESOTERICK sind außerdem erschienen:

- **Hommage an Anton LaVey.**
Eine Festschrift zum 80. Geburtstag
des Gründers der Church of Satan
von Jack Fritscher, Eugene Robinson, Oliver Fehn u.a.

- **The Devil's Avenger.**
Eine Biographie von Anton Szandor LaVey
von Burton H. Wolfe

- **Satans Hofnarr. Ein magisches Leben**
von Oliver Fehn

- **Might is Right. Die Philosophie der Macht**
von Ragnar Redbeard

- **Die Philosophie des Satanismus**
von Lars Peter Kronlob

- **Das verlogene Paradies.**
Eine moderne Version von John Miltons *Paradise Lost*
von Oliver Fehn

- **Im Schein der Schwarzen Flamme.**
Satanische Essays und Enthüllungen
von Oliver Fehn

- **Götterschmiede.**
Kleines Handbuch zum Übermenschen
von Onkel Urian

- **Macht, Erfolg und andere Werte.**
Sozialdarwinistische Ethik in Theorie und Praxis
von Holger Pinter

- **Apollon und Dionysos. Zwei Urkräfte der Magie**
von Frank Lerch

- **Mögliches, Allzumögliches.**
Kompromißlose Essays vom anderen Ende der Denkbarkeit
von Ben Void

Im Verlag EDITION ESOTERICK sind außerdem erschienen:

- **Die 68er-Verschwörung.**
Die Herrschaft der Unfähigen
von Holger Pinter

- **Der Teufel in der Tasche.**
Ein Reisebegleiter in seine Welt
von Dominik Irtenkauf

- **Chaosmagie. Grundlagen und Hintergründe**
von Jaq D. Hawkins

- **Der Weg des Voodoo.**
Von den Grundlagen zur Praxis
von Papa Nemo

- **Tanz der Verwundeten Seelen.**
Eine kosmische Betrachtung von Co-Abhängigkeit
und des menschlichen Dilemmas
von Robert Burney

- **Grundlagen der esoterischen Astrologie.**
Erkenntnis und Transformation innerer Muster
von Martina Döhring

- **Die Haut der Echsenfrau. Ein FUTUREPIG-Comic**
von Pavel Lujardo

- **Nihilistic Degenerator.**
Von Abschaum und Untermenschen
von Stiff Chainey

- **Giftherz. Roman**
von Stiff Chainey

- **SCHWARZ & MAGISCH.**
Magazin-Reihe für Magie und Okkultes Wissen
Ausgaben 1-5